ACADÉMIE DE MÉDECINE

DE

L'EMPOISONNEMENT DU SANG

PAR MATIÈRES ORGANIQUES

DISCOURS

PRONONCÉ DANS LES SÉANCES DES 21 JANVIER ET 15 AVRIL 1873

PAR

M. le docteur CHASSAIGNAC

Membre de l'Académie de médecine

PARIS

G. MASSON, ÉDITEUR

LIBRAIRE DE L'ACADÉMIE DE MÉDECINE

PLACE DE L'ÉCOLE-DE-MÉDECINE

1873

DE

L'EMPOISONNEMENT DU SANG

PAR MATIÈRES ORGANIQUES

FARIS. — IMPRIMERIE DE E. MARTINET, RUE MIGNON, 2.

ACADÉMIE DE MÉDECINE

DE
L'EMPOISONNEMENT DU SANG

PAR MATIÈRES ORGANIQUES

DISCOURS

PRONONCÉ DANS LES SÉANCES DES 21 JANVIER ET 15 AVRIL 1873

PAR

M. le docteur CHASSAIGNAC

Membre de l'Académie de médecine

PARIS

G. MASSON, ÉDITEUR

LIBRAIRE DE L'ACADÉMIE DE MÉDECINE

PLACE DE L'ÉCOLE-DE-MÉDECINE

1873

envers notre collègue, il saurait, et l'Académie saurait, que je ne suis animé contre lui par aucun sentiment d'hostilité personnelle.

Je n'ai été appelé sur son chemin que parce qu'il lui est arrivé de malmener un peu les chirurgiens, sur ce qu'ils n'avaient pas su rapprocher l'une de l'autre des maladies provenant d'une même origine.

Ma première objection porte sur la précipitation qu'on a mise à déclarer l'existence d'un virus, qui n'en est encore qu'à l'état d'hypothèse, et qui, par conséquent, n'est nullement démontrée.

Mes doutes prennent leur source dans la production de certains chiffres, dont ma raison se refuse à comprendre et partant à admettre la réalité.

Démontrer l'inopportunité d'accepter le nouveau virus qu'on nous propose, prouver qu'il n'est pas toxique au point que l'on dit, tel est l'objet de cette étude.

Si je parvenais aux fins de ma démonstration, il resterait établi :

1ᵉ Que le virus appelé sepsine n'existe pas.

2° Qu'on a tort de rapporter à ce prétendu virus comme cause commune la production de la pyohémie et de la septicémie, deux maladies totalement distinctes.

3° Qu'il y a de réels inconvénients, au point de vue de la pathologie générale, à multiplier, sans une absolue nécessité, les entités qui n'ont pas une suffisante raison d'être, et à se lancer ainsi en pleine ontologie médicale, alors même que ce serait des travaux du laboratoire, cette source d'ailleurs si féconde de découvertes et de vérifications, qu'on ferait sortir une pareille manière de philosopher.

Dans les empoisonnements par matières organiques, il y a toujours trois choses à considérer : le poison, sa dose, et la réceptivité du sujet ; ce dernier élément, qui est essentiellement du ressort de la vie, rend les effets excessivement variables, et M. Bouley vous a cité, à cet égard, des faits du plus haut intérêt. La réceptivité du cobaye ou du lapin n'est pas celle du cheval ou du chien, à part la dose qu'il est toujours possible d'élever ou d'amoindrir.

Dans les empoisonnements virulents ou par les virus, les substances qui ont été qualifiées de ce nom possèdent certains caractères qui leur sont propres.

L'un des principaux caractères du virus c'est de ne pas se soumettre à la loi du dosage et c'est précisément ce qui le distingue des poisons organiques, susceptibles d'être produits par la volonté de l'homme.

Le virus varioleux, le virus vaccinal, mettez-en peu, mettez-en beaucoup, vous ne changerez en rien la nature et le caractère de la maladie.

Ce qui distingue encore le virus des autres poisons organiques, c'est qu'il n'est pas au pouvoir de l'expérimentation de faire naître un virus, à volonté, de toutes pièces, et sous de simples conditions expérimentales intentionnellement créées. En définitive, les virus se constatent, ils ne se fabriquent pas.

Un virus a d'emblée tout ce qu'il lui faut : il ne se perfectionne ni ne se détériore, il existe ou il n'existe pas. Les ébauches dont a parlé si ingénieusement notre collègue, M. Jules Guérin, sont un produit mixte, dans lequel le virus a une part et la subjectivité une autre part. A nous d'apprendre comment, en face d'un même virus, la modalité subjective change et en quoi elle change.

L'identité à soi-même est encore un des caractères constitutifs des virus.

Une qualité qui leur est absolument refusée, c'est la dualité, la pluralité soit par des degrés différents soit par des déviations d'un même principe, qui se modifierait dans telle ou telle circonstance donnée ; il n'y a pas de virus de premier, de second et de troisième degré.

On peut, on doit admettre, dans un même organisme, l'existence simultanée possible de deux virus, un virus rubéoleux, un virus scarlatineux. Mais il n'y a jamais un virus scarlatineux d'une espèce et un virus scarlatineux d'une autre espèce. Quand à côté de certaines analogies il y a des différences suffisantes, on admet deux virus, mais on n'admet pas un même virus sous deux espèces distinctes.

Il n'entre pas dans les propriétés des virus de s'atténuer avec le temps. Ou ils deviennent absolument inertes, ce qu veut dire qu'ils sont détruits, ou ils restent absolument efficaces.

En résumé, les virus ne sont pas des êtres de création artificielle, ils n'ont pas de degrés, il ne sont pas susceptibles de perfectionnement ou de détérioration : chacun a son identité absolue à lui-même, chacun a l'unicité en face de la pluralité; la fantaisie ne doit prendre aucune part dans l'admission ou la non-admission de ces mystérieuses existences.

Une facilité sans retenue à admettre des virus conduit la médecine sur une pente fâcheuse, celle qui la fait glisser vers l'ontologie médicale, cette ontologie qui a longtemps régné dans les écoles, et qui a été l'un des plus grands obstacles au progrès. Les exemples de cette admission abusive d'êtres distincts, là où les lois de l'organisme bien interprétées suffisent à rendre compte des phénomènes observés, sont nombreux. Je ne parlerai pas des luttes qui se sont produites à une époque qui commence à sortir de l'histoire contemporaine, et de la difficulté qu'on éprouva à faire disparaître du cadre nosologique, la fièvre hectique essentielle, comme être distinct, et comme n'étant pas le mode de terminaison d'une foule de maladies diverses.

Mais ce dont je puis parler, parce que les choses se sont passées sous mes yeux, c'est du rôle qu'on a voulu faire jouer comme cause, dans la production des accidents dus au chloroforme chirurgical, à une entité qui n'est pas un virus, mais qui a, avec les virus problématiques, cette similitude de n'être, comme eux, qu'un produit de l'hypothèse.

Lorsque quelques chirurgiens commencèrent à perdre leurs malades dans la pratique de l'anesthésie, croyant que leur manière d'agir avait été irréprochable, et ne faisant remonter vers elle aucune part de responsabilité, ils n'eurent rien de plus pressé que d'attribuer la mort à l'effet d'une idiosyncrasie. Une pareille hypothèse, si nous ne l'eussions pas énergiquement repoussée, conduisait les chirurgiens à s'incliner devant une sorte de fatalité, et les détournait de chercher, dans les conditions mêmes de l'acte anesthésique, les causes réelles de la mort et le moyen de les éviter.

Vous voyez combien il y a lieu d'être circonspect dans l'admission, à titre réel, d'éléments dont l'existence n'est pas rigoureusement démontrée.

Au temps actuel, on chercherait vainement un chirurgien qui, lorsqu'il a le malheur de perdre ses opérés pendant l'emploi du chloroforme, attribuerait à une idiosyncrasie du sujet le malheur qu'il ne lui a pas été possible de prévenir ou de conjurer.

L'idiosyncrasie n'a pas survécu à la discussion qu'elle avait fait naître au sein de la Société de chirurgie.

Aujourd'hui, nous combattons l'existence de la sepsine, simple ou double, fruste ou perfectionnée, et nous disons que, comme principe de chimie organique régulièrement démontré, ayant pris rang dans la science, la sepsine n'existe pas.

Trouver le plus puissant des poisons organiques connus, le faire naître dans son laboratoire, l'y développer et l'y étiqueter en virus de première, seconde et troisième catégorie, le donner pour base à un certain nombre de maladies regardées jusqu'ici comme étant de nature distincte; il y aurait certes là le motif d'une ambition scientifique de premier ordre. Mais, pour que cette ambition se justifie, il faut qu'elle apporte des preuves, et ce sont ces preuves que nous sommes en devoir de discuter.

Voyez la réserve et la modération que s'imposent les pathologistes avant d'admettre des virus nouveaux, à caractères définis, et cependant l'occasion ne leur fait pas défaut.

La peste bovine, par exemple, dont notre honorable collègue, M. Bouley, a si bien défini les caractères, et dont il a eu l'honneur de conjurer les désastres, pourquoi ne se hâte-t-on pas de l'attribuer à un virus spécial, qu'on appellerait le virus bovin? On ne le fait pas, parce que ce virus ne peut pas être dégagé et rendu distinct de tous les éléments solides ou liquides, dans la composition desquels il est contenu.

On sait bien qu'il y a une cause de septicémie bovine, mais on n'affirme pas que c'est un virus. On ne veut pas créer une entité, ce serait là de l'ontologie. On s'abstient, on attend. Imitez cette expectation, cette réserve, et ne créez pas un poison nouveau sous le nom de *sepsine*, tant que la réalité de cette sepsine n'est pas démontrée.

Voulez-vous avoir un exemple des conséquences auxquelles pourrait vous conduire une facilité trop grande à admettre des virus nouveaux?

Les émanations insalubres vont, suivant le degré de réceptivité des différents sujets que renferme une salle de blessés, donner naissance, chez l'un, à un érysipèle; chez un autre, à un phlegmon diffus ; chez un troisième, à une infection putride; chez un quatrième, à un anthrax gangréneux. Allez-vous, pour chacune de ces individualités morbides, créer un virus particulier, un virus anthracique, un virus érysipélateux, bénin ou malin?

Vous vous contenterez de dire : Sous l'influence d'une cause générale qui n'est point encore rigoureusement définie, apparaissent des nuances ou variétés diverses de réceptivité.

Autrement, si vous entrepreniez de créer des virus de premier, de second et de troisième degré, vous vous trouveriez bientôt à la tête d'une telle collection de ces formidables et malignes entités, que vous auriez un monde pathologique devenu bientôt une véritable tour de Babel.

L'école du trillionième et du quatrillionième a déjà trouvé d'énergiques désapprobateurs dans cette enceinte, étonnée d'entendre un pareil langage Notre maître M. Bouillaud a repoussé, d'un seul mot, l'intrusion dans l'Académie de médecine, de ces nombres à 14 zéros, et M. le professeur

Vulpian, par une simple comparaison, en a démontré l'inanité. Je ne parle pas de M. Boulcy, qui l'a détruite péremptoirement par des expériences de laboratoire d'une incontestable valeur; mais l'Académie compte dans ses rangs un collègue dont personne, en matière de virus, ne songerait à mettre en doute la haute compétence, M. Ricord; et je ne doute pas que, s'il vient à prendre la parole dans cette discussion, il n'apporte un complément décisif aux protestations qui se sont fait entendre.

Si l'Académie veut bien me le permettre, je citerai l'exemple d'un fait qui, pour quelqu'un de facile à la création de nouveaux virus, aurait pu donner lieu d'admettre une entité de ce genre. Eût-elle porté le nom de virus du choc, virus de la collision ou de la percussion à outrance? Je n'en sais rien. Mais enfin, voici dans quelles circonstances s'observe l'ordre de faits auxquels je me borne, en ce moment, à faire allusion.

Je crois avoir démontré qu'il est au pouvoir d'une violence mécanique excessive de produire un empoisonnement immédiat de l'économie, empoisonnement qui se caractérise:

1° Par l'apparition de gaz dans le tissu des membres;

2° Par la production d'une mort prompte au milieu de symptômes typhiques;

3° Par une décomposition exceptionnellement rapide du cadavre.

En 1850, je consignais dans un travail sur les *fractures compliquées* (1), l'observation suivante recueillie dans mon service à l'hôpital Saint-Antoine :

Observation. — Lejeune (Jean), âgé de quarante ans, maçon, est apporté à l'hôpital Saint-Antoine le 26 septembre 1849. Cet homme, étant occupé à la réparation d'un puits, y fait une chute de 25 pieds de hauteur. La chute est suivie de perte de connaissance. Les lésions sont les sui-

______

(1) Thèse de concours à la Faculté de Paris, le 26 janvier 1850, p. 81.

vantes : pied gauche complétement luxé en dehors ; l'articulation tibio-tarsienne, du même côté, est largement ouverte, et le pied forme un angle droit avec la partie externe de la jambe. Il y a eu avant l'entrée à l'hôpital une abondante perte de sang. L'infiltration gazeuse remonte jusque vers le milieu de la jambe gauche.

A la jambe droite, fracture de la malléole interne. L'astragale est sorti de sa mortaise.

Je pratique le même jour, à cinq heures et demie, l'amputation de la jambe gauche après avoir obtenu l'anesthésie par le chloroforme.

Le lendemain 27, profonde altération des traits ; dépression du pouls comme la veille ; teinte livide de la surface de la peau.

Le malade succombe dans la nuit du 27 au 28, c'est-à-dire trente-six heures après l'accident.

L'autopsie est faite le 29 au matin. Le corps a été déposé dans un lieu qui a à peu près la fraîcheur d'une cave, et cependant la décomposition est aussi avancée que si le cadavre eût resté pendant 15 jours dans l'eau, ou exposé à l'air pendant les plus grandes chaleurs de l'été. L'épiderme se détache par le moindre attouchement ; tout le corps est verdâtre, et l'on voit, dans la direction des veines sous-cutanées, des marbrures de couleur violette.

Les points qui ont subi la décomposition la plus prononcée sont : la paroi abdominale, le scrotum et les membres inférieurs.

Tout le corps est emphysémateux au plus haut degré. L'abdomen est énormément ballonné. Les bourses ont augmenté de volume dans la même proportion que l'abdomen. Elles présentent presque les dimensions d'une tête d'adulte.

Les cuisses ont une grosseur énorme. La poitrine est fortement distendue, et à ce point qu'il est presque impossible de sentir les côtes, malgré une forte dépression des parties molles emphysémateuses qui les recouvrent.

La face est monstrueusement gonflée. — La forme des traits s'est effacée complétement.

La décomposition est telle, qu'une autopsie régulière est littéralement impossible.

Ainsi, par une température fraîche, dans un local semblable à une cave, puisque c'est un rez-de-chaussée dallé, où l'on ne fait jamais de feu, où des courants d'air sont entretenus dans une vue de salubrité, voilà un sujet qui, dans l'espace de vingt-quatre heures, a subi une décomposition que quinze jours, un mois peut-être de séjour dans l'eau ou à l'air ne rendent pas habituellement plus prononcée.

Et quels sont les antécédents :

Chute d'une grande hauteur, accompagnée de luxation ouverte et suivie d'une amputation.

M'appuyant sur ce fait et sur six autres observations contenues dans mon travail, je conclus qu'il était au pouvoir d'une action mécanique d'une grande violence, de déterminer *ipso facto* un empoisonnement putride instantané.

Est-ce que pour cela je me serais cru en droit de créer le virus de la commotion ou du choc.

Je sais bien qu'à une autre époque on créa le virus des plaies d'armes à feu : le virus de l'arquebusade, les balles empoisonnées, l'eau d'arquebusade, etc.

Je me trouvais donc conduit à admettre que, sans l'intervention d'un principe septique, l'excès de violence mécanique déterminait un empoisonnement soudain du sang ; ce qui se traduisait par cette bizarre expression de la commotion ou de la contusion du sang.

Selon cette interprétation, à laquelle se sont ralliées des adhésions importantes, un traumatisme excessif est la cause première et directement efficiente ; c'est lui qui, par l'ébranlement et la stupeur organique qu'il occasionne, frappe la vie en plein exercice, et n'obtient le complément de son action qu'en provoquant une *putréfaction circulante* et la fermentation putride accrue et répartie dans tout l'organisme, pendant vingt-quatre, trente et quarante heures après

l'accident ; car si la mort avait lieu sur-le-champ, les phénomènes ne se compléteraient pas. Il n'y aurait ni production de gaz, ni phénomènes typhiques, ni décomposition
exceptionnelle. Autre chose donc est l'infection putride ou
gangréneuse prenant son origine dans une plaie, et cette sorte
d'empoisonnement soudain de toute l'économie à la fois.

Les variations subjectives ou individuelles peuvent donner, à un même virus, des effets forts ou des effets faibles,
mais c'est toujours le même virus. Le virus syphilitique a
des effets forts et des effets faibles, mais tout le monde s'ac-
corde à dire : C'est bien le même virus et il n'y en a pas de
premier et de second degré.

Le virus varioleux est également toujours le même ; il y
aura des varioles fortes et des varioles faibles, mais personne n'a jamais osé dire qu'il y avait deux virus varioleux.

Quand avec le quinquina on coupait la fièvre, tout le
monde savait bien qu'il y avait dans l'écorce péruvienne une
vertu antipériodique. Mais on ne lui a donné de nom chimique, que quand on en a eu retiré la quinine.

Les degrés dans une même maladie virulente ne sont
autre chose que des nuances de subjectivité, et quelquefois
ces nuances sont tellement accusées, qu'elles peuvent faire
croire à des observateurs superficiels qu'il s'agit de lésions
de nature différente, quoique la cause et le fond de la maladie soient identiques.

Pour bien comprendre le véritable sens de la question
présente et les oppositions que soulève une trop facile admission des virus, il faut se reporter à ce qu'était l'état de
la science avant cette immixtion d'un nouveau virus dans
le domaine clinique.

Que nous avait appris l'étude clinique ?

Elle nous avait fait connaître que deux maladies parfaitement distinctes sont, dans les salles de chirurgie, les
causes les plus fréquentes de la léthalité :

Chez les sujets opérés depuis peu de temps et dans les
blessures de date récente, l'*infection purulente ;*

Chez les sujets atteints de suppurations chroniques, mal canalisées, l'*infection putride*.

L'étude clinique nous avait appris qu'il est au pouvoir d'une violence énorme, d'un choc excessif, de déterminer une sorte d'intoxication soudaine, se traduisant aux yeux de l'observateur, par une mort prompte et par une décomposition tellement rapide et tellement progressive, qu'au bout des délais obligés et réglementaires, l'autopsie devenait inexécutable.

Nous savions encore que par l'effet des grandes violences, celles qui au lieu de porter sur la totalité du sujet ne l'attaquaient que localement, par l'écrasement ou l'arrachement d'un membre, il se produisait au voisinage de la plaie une infiltration gazeuse soudaine, dont la nature n'est pas exactement connue.

La clinique nous fournissait donc des documents d'une grande valeur, et qui, sans être ralliés à une théorie existante ou encore à naître, constituaient à l'avoir de l'observation des bases importantes.

Car en pratique, l'observation ayant démontré que l'infection purulente opératoire sévissait exclusivement chez des sujets opérés par l'instrument tranchant, et jamais ou presque jamais chez des sujets opérés par des méthodes oblitérantes, cela voulait dire qu'il y avait lieu de modifier profondément l'instrumentation chirurgicale: ce qui a été fait.

Les connaissances diagnostiques et pronostiques avaient réalisé des progrès importants : confondre au lit du malade une infection purulente et une infection putride, n'était plus le fait que d'une personne inattentive ou tout à fait inexpérimentée ; porter un pronostic favorable chez un sujet reconnu atteint d'infection purulente, c'était un non-sens ; porter un pronostic toujours fatal , dans des cas d'infection putride, qui sont susceptibles d'une rapide amélioration par le seul emploi des moyens d'assainissement généraux et locaux, c'était se montrer tout à fait au-dessous des connaissances actuelles, dans la pratique de la chirurgie.

Voilà où nous en étions, quand la déplorable intrusion du virus septicémique est venue jeter le désordre et la confusion dans pas mal d'esprits, amateurs de la nouveauté, non pas de celle qui, fondée sur des bases indéniables, s'impose comme un progrès réel, mais de cette nouveauté qui s'accepte un peu par irréflexion et avant vérification suffisante.

Dans cet état de choses, qui n'était certes pas le meilleur des mondes en pathologie, mais où à force de patience, d'observations exactes et de labeurs persévérants, on en était arrivé à avoir des questions nettement posées, à réaliser des progrès pratiques très-salutaires, à élucider des difficultés quotidiennes de diagnostic, de pronostic, vous arrivez avec votre septicémie et vous brouillez les notions les plus claires; mais ce qu'il y a de plus curieux, c'est que les événements prouvent à chaque pas le contraire de ce que vous avancez et de ce que vous aviez prévu et prophétisé.

Vous avez soutenu dans cette Académie, que la septicémie et l'infection purulente sont la même maladie, due au même principe, la sepsine.

Il a fallu vous montrer que l'infection purulente, par ses causes, ses signes, sa marche et sa durée, ses lésions cadavériques, différait totalement de l'infection putride ou septicémique.

Sans cette vigoureuse opposition qui n'arrivait que bien juste à temps, vous alliez établir la plus déplorable confusion entre les deux ordres de phénomènes, et vous avez déjà fait ce mal, que certaines personnes prennent aujourd'hui au sérieux une nomenclature dans laquelle on désigne du même nom, *septicémie*, l'empoisonnement purulent et l'empoisonnement putride ; ce qui fait naître les équivoques les plus étranges. Puis, chose singulière, vous avez pris texte de cette situation créée par vous, pour nous déclarer que c'est nous qui sommes dans la confusion du langage et des idées, car vous avez dit que septicémie et infection purulente c'est la même chose.

Mais voyons, est-ce à nous, est-ce à vous que doit remonter cette accusation ?

Votre facilité à admettre des virus nous ramène à ces époques où l'on ne pouvait observer un phénomène tant soit peu difficile à comprendre, sans qu'on imaginât un virus, un poison spécial et mystérieux, qui n'avait d'existence que dans l'imagination des observateurs surpris ou déconcertés. Vous nous ramenez, sans le vouloir, à cette époque où les plaies d'arquebusade avaient leur virus, où les balles étaient empoisonnées, et où l'on combattait sérieusement ces poisons imaginaires avec ce remède, non moins imaginaire, la fameuse *eau d'arquebusade.*

Est-ce donc nous qui tirons le char du progrès en arrière ?

Il en est un peu des virus comme des idiosyncrasies créées pour le besoin d'une théorie. Il faut nous en défier et ne pas faire une part plus grande que celle qu'elle mérite à la chirurgie de laboratoire, qui, en fait de résultats directement afférents à la médecine, promet plus qu'elle ne donne, qui fait périr beaucoup d'animaux et sauve très-peu d'hommes.

Cela veut-il dire qu'on ne doive pas tenir compte et très-grandement compte des travaux de médecine et de chirurgie expérimentales ? Nullement ; mais mettons chaque chose à sa place, et préservons-nous des empiétements mal entendus.

Que le laboratoire, avant de prononcer ses lois et d'appliquer à l'homme les résultats qu'il obtient sur les animaux, soumette ces résultats au contrôle et à l'initiation obligée de l'épreuve clinique.

Messieurs, voici ce qu'il faut faire pour l'application à la médecine des travaux de laboratoire.

Il faut que tout ce qui en sort soit circonspect, soit modeste, réservé, tant qu'il n'a pas reçu la sanction des longues et patientes recherches du clinicien, tant qu'il n'a pas obtenu cette manière d'investiture clinique, sans laquelle il n'y a pas de véritable science médicale et pratique.

Revenons à nos virus nouveaux.

Dans le but d'approfondir les origines de l'infection putride, vous faites une campagne habile et laborieuse. C'est très-bien. Mais cela ne suffit pas pour faire admettre l'existence d'un virus, tant que vous ne l'avez pas dégagé.

Avec le liquide des pustules varioliques, sans aucun mélange de fluide sanguin, on fait naître la variole. Voilà un virus bien et dûment justifié.

Mais si vous n'avez inoculé que du sang putride, et non le virus appelé sepsine, ne mettez pas sur la même ligne un virus parfaitement dégagé et un liquide sanguin altéré. Ne dites pas que vous avez de la sepsine à l'état distinct, quand elle n'existe, si elle existe, que mélangée avec le sang.

Si la sepsine existait réellement comme substance chimique, les incertitudes seraient bientôt levées, car il suffirait de faire parvenir à distance, dans des tubes ou entre des plaques, une substance définie, qui donnerait toujours lieu à la reproduction d'une maladie identique.

Il n'y a pas une même sepsine pour tous les animaux, quoique tous les animaux soient susceptibles de maladies putrides et de putréfaction.

Ne partez donc pas de cette idée de la sepsine pour conclure prématurément et chercher à imposer vos idées, pour admettre des familles de virus à tous les degrés, virus traumatique, virus culturé après trois, quatre et jusqu'à vingt-cinq transmissions.

Que vous fassiez de grands efforts pour arriver à la découverte d'une substance qui résumerait en elle la quintessence de l'infection putride, qui serait une manière de fluide vaccinant, à l'aide duquel on produirait une maladie toujours identique; que vous disiez cela, je vous comprends. Mais qu'avant d'avoir trouvé, soit la substance du virus, soit la série pathogénique qu'il engendre, vous m'annonciez que le virus est trouvé, qu'il s'appelle sepsine, je crois que vous agissez prématurément, c'est-à-dire intempestivement.

Ne pouvez-vous donc laisser quelque répit avant de faire

entrer de plain-pied ces lois nouvelles dans la pathologie humaine?

Si vous présentiez une substance recueillie au sein d'un exanthème à évolution constante, donnant un produit parfaitement distinct, captable dans un réceptacle, sous forme de plaques ou de tubes, vous auriez là, bien incontestablement, un virus qui ne pourrait être confondu avec aucun autre.

Eh bien, vous tuez des animaux avec une substance organique. Mais la mort ce n'est pas une maladie, c'est la fin d'une maladie. Veuillez diminuer vos doses, présentez-nous des organismes malades, sur lesquels il soit possible d'étudier et de suivre les diverses phases du processus pathologique, comme on suit l'évolution de la variole, de la syphilis, de la morve, du farcin.

Quelle est, en définitive, l'espèce de maladie que cause ce virus, sepsine? Est-ce quelque chose d'analogue à l'action des matières charbonneuses, sont-ce des accidents typhoïdes foudroyants, est-ce un épanchement dans les centres nerveux, ou une lésion sidérante, sans anatomie pathologique, comme une secousse par surcharge électrique? etc., etc.

La mort : la mort, sans autre explication, c'est beaucoup. Mais cela ne suffit pas.

Rattacher tous les faits de putridité à un seul et même principe, à une cause qui serait toujours la même, me paraît une prétention mal fondée. Il n'est nullement prouvé que tous les phénomènes qui attestent, dans l'économie animale, soit vivante, soit morte, de la putridité, émanent d'une seule et même cause, qui serait représentée par un seul virus; il n'est pas douteux, au contraire, qu'il y ait des origines multiples : la putridité qui succède au sphacèle, celle qui succède à l'empoisonnement charbonneux, celle qui s'observe sur le cadavre des hommes frappés par une grande violence mécanique, ne sont pas la même chose que le virus de la septicémie. Vous supposez le contraire, vous l'affirmez, mais vous ne le démontrez pas.

Comme ce serait la première fois qu'on aurait créé un virus de laboratoire, il est bien permis d'avoir quelques hésitations, surtout quand, vous le savez aussi bien que nous, la sepsine en est encore à se faire reconnaître.

Il serait donc bien convenu, dans les données de notre honorable collègue M. Davaine, que nous allons avoir des virus de premier, de second et de troisième degré, et je suis forcé de lui savoir gré de s'être arrêté en pareil chemin. Car s'il admet que chaque transmission de sepsine d'un organisme dans un autre, s'accompagne d'une aggravation dans l'intensité du virus que portait le premier de la série, et si l'on a poussé la foi dans l'expérimentation jusqu'à répéter vingt-cinq fois sur vingt-cinq générations successives la transplantation du virus culturé, je ne sais vraiment pas où l'on pourrait bien s'arrêter.

Ce virus culturé qui monte toujours à mesure qu'on lui fait traverser une série d'organismes, s'accroît d'intensité dans une progression qui n'est pas définie par le calcul. Est-ce une progression arithmétique? Est-ce une progression géométrique? Comment le désignerez-vous à ses divers degrés de puissance?

Je doute, pour ma part, et d'un doute qui incline fortement à l'incrédulité, que l'art d'élever les virus, pour leur faire produire des virus plus puissants que le virus originel, soit jamais d'une sérieuse utilité, et que la thérapeutique humaine puisse s'en faire un moyen de progrès pour la guérison de nos maladies.

Aussi ai-je trouvé qu'il n'y a pas lieu de prendre feu pour la culture des poisons, pour la septiciculture.

L'expression en elle-même n'a rien de grave et ressemble quelque peu à un jeu de l'esprit, mais elle désigne un fait qui pourrait bien être envisagé sous un côté plus sérieux qu'il ne semblerait au premier aperçu. Savez-vous bien qu'il y a quelque chose de presque effrayant dans cette idée de l'élève des poisons organiques?

Car enfin, messieurs, si à force de science concentrée on

parvenait à produire un de ces virus qui, une fois entrés
dans la communauté humaine, n'allait plus vouloir en sortir, comme le font, même sans culture particulière, le virus
de la variole et celui de la syphilis, je tiendrais pour grandement suspectes de pareilles trouvailles, qui, pour le règne
animal, seraient de funestes présents, et cela ferait répéter
avec plus de raison encore que n'en a montré le philosophe
qui a osé dire cette amère parole : Si j'avais la main pleine
de vérités, je ne l'ouvrirais pas.

Restons-en donc, messieurs, à ces virus bien connus, sinon
dans leur nature intime, du moins dans leurs effets. Nous
sommes déjà, malheureusement, bien riches à cet égard, et
si l'on en découvre de nouveaux, soyons sévères à la vérification des titres. Ne devenons pas collectionneurs en ce genre,
et quand il sera trois fois démontré que le cadre est trop
étroit, qu'il faut l'élargir, on pourra le faire, mais sans avoir
agi légèrement.

Les visées de la septiciculture ne sont pas heureuses.
Ambitionnant, par avance, le désir de répandre une vive
lumière sur la nature et les allures des épidémies, elle décide
que les virus, en passant par une succession d'organismes
distincts, acquièrent un redoublement de puissance au fur
et à mesure de la marche des épidémies. Or, l'histoire des
épidémies à la main, on prouve, sans réplique, que c'est
justement le contraire qui a lieu.

La septiciculture a des aspirations quelque peu domina-
trices, qui menacent de tout envahir, si l'on n'y mettait bon
ordre.

Elle aspire à créer des virus, à les perfectionner, à les
classer en chiffres connus.

Elle a la pensée de réglementer l'expérimentation. On ne
doit, à son dire, empoisonner les animaux que par cycles,
parce que les animaux du même cycle s'empoisonnent les
uns les autres avec plus de sûreté. Or, on lui fait remarquer,
à la septiciculture, que c'est le sang du cycle bœuf qui a
empoisonné le cycle lapin au degré que vous savez.

2

Elle vise à régenter les cliniciens, en leur laissant entendre qu'ils confondent des maladies distinctes et qu'ils séparent des maladies similaires.

Voudrait-elle aussi discipliner ou réglementer la discussion? car, lorsqu'à des hommes d'une science clinique certaine, et grandement estimés de l'Académie, j'entends poser à brûle-pourpoint cette interrogation : Savez-vous ce que c'est que la gangrène? Je m'étonne d'un accent d'autorité que nous ne prenons pas d'habitude à l'égard les uns des autres.

J'aborde maintenant un côté de la question, qui, pour être traité avec quelque autorité devant l'Académie, exigerait des études qui ne me sont pas familières.

Je parle des doses quantitatives de virus, de la divisibilité du sang septicémique par delà des subdivisions que l'imagination ne saurait comprendre.

Je veux parler de ce quatrillionième de goutte de sang septicémique qui peut tuer un lapin.

M. Davaine a, ce semble, fortement offusqué plusieurs de nos confrères, en attribuant des effets appréciables, et même mortels, à des trillionièmes et surtout à des quatrillionièmes de goutte de sang altéré. Le fait est qu'il est bien difficile de se représenter, par la pensée, ce que peut être un quatrillionième de goutte de sang.

M. Davaine dit, en effet, dans le *Bulletin de l'Académie*, page 977, n° 34, séance du 8 octobre :

Voilà ce que je lis textuellement :

« Nous savons que le lapin est d'une sensibilité extraordinaire au virus septicémique. Il est tué par un trillionième ou même un quatrillionième de goutte de sang virulent; en outre, chez cet animal, après l'inoculation, la mort est rapide et presque fatale. »

Cette fraction infinitésimale, ce quatrillionième a dû faire pâmer d'aise une école, qui, dans sa thérapeutique, procède couramment par billionième et trillionième.

Mais je doute fort que cette expression de quatrillionième

de sang vénéneux donne une satisfaction sans mélange à ceux qui réfléchiront que nul ne pourrait se croire à l'abri de ces doses infinitésimales d'un virus transportable par son infinie divisibilité, et qui pèserait comme une menace sur toute existence vivante.

Pour un peu de contentement à l'église homœopathique, on ôterait désormais toute tranquillité à ceux qui, par devoir ou par amour désintéressé de l'étude, plongent journellement des mains presque toujours écorchées, dans des milliards et des centaines de milliards de gouttes de sang septicémique.

En matière de précision, une goutte ne représente pas une quantité rigoureusement définie ; car, suivant le degré de consistance des liquides, il y en a de grosses, de moyennes, de petites. J'aurais préféré une unité de poids ou de volume nettement circonscrite. Toujours est-il que les gouttes de sang, même les plus grosses, ne paraissent pas susceptibles d'une pareille divisibilité, en conservant, pour chacune de leurs parties, la propriété toxique efficace. Un quatrillionième, c'est, si je ne me trompe, la goutte divisée en mille millions de particules.

On tombe dans l'impondérable, et quand on a divisé une goutte en un million de parcelles, c'est déjà énorme ; mais, si on la divise en mille millions de parties, chacun de ces mille millions d'atomes conservant en lui seul la propriété du tout et pouvant causer la mort d'un animal (cobaye ou lapin), c'est là ce qui paraît tout à fait inadmissible. La putridité, la putréfaction, sont des faits tellement journaliers de la nature animale, et se présentent en si grande abondance dans la pratique quotidienne de la vie, et surtout de la vie des amphithéâtres de dissection et d'autopsie, et des salles de malades, que, si des quantités aussi minimes d'agent putride conservaient une puissance effective, la vie de tout être animé, plongé dans un pareil milieu septicémique, ne serait pas un instant conservable.

Et, quand ce que nous avons l'habitude d'emporter dans

nos vêtements et dans nos demeures pour continuer une dissection commencée à l'amphithéâtre, nous ferait apparaître l'idée que nous portons des milliards et des centaines de milliards de ces molécules toxiques, nous nous prendrions à croire que nous serons fatalement intoxiqués. Et il n'y a pas à dire qu'aucune porte d'inoculation par rupture épidermique n'étant ouverte, le danger n'existe pas; car, si intact que puisse être l'épiderme d'un sujet quelconque, en face d'une molécule aussi exiguë et aussi pénétrante, il n'y a pas de tégument qui n'ait ses points faibles ou entamés au degré suffisant pour permettre l'inoculabilité d'un poison aussi subtil.

Il y a des gens peu révérencieux pour l'homœopathie qui ont dit qu'en fait de poisons et d'agents toxiques, un millionième de goutte de quoi que ce soit ne pouvait faire quoi que ce soit. Mais songez-y donc, ce n'est plus avec un millionième, ni avec un cent millionième, mais avec un mille millionième qu'on produit des effets mortels!

S'il n'y a ni erreur de calcul, ni surprise de quelque nature que ce soit dans le maniement des éprouvettes et des dilutions, ni erreur d'appréciation, le résultat de pareilles expériences vient renverser tout ce que la raison humaine a professé jusqu'ici, en matière expérimentale, et il faut faire son choix avant de décider dans quel camp on entend se placer. Pour moi, mon choix est fait, et je suis obligé de dire à mon honoré collègue que sous peine d'abjurer tout bon sens, rien ne me fera admettre qu'un mille trillionième d'une goutte de sang septicémique puisse donner la mort même au plus impressionnable des lapins; car bien avant d'arriver au quatrillionième vous avez atteint et dépassé la chimère des dilutions insensées de l'homœopathie.

J'ai ouï dire qu'un des grands apôtres de l'homœopathie déclarait, devant des personnes qui s'étaient rassemblées pour l'entendre, que ce n'était qu'en tremblant qu'il prescrivait deux millionièmes de je ne sais quelle substance héroïque de sa pharmacopée. Il eût tremblé bien plus encore,

s'il avait su qu'on peut donner la mort avec un quatrillionième de goutte de sang.

Les personnes qui n'ont pas une idée aussi large de la
divisibilité pratique de la matière, et du rôle que peut jouer
dans l'univers un quatrillionième de la plus puissante des
substances connues, se demandent si le chiffre n'a pas exa-
géré la pensée? Est-il au monde une substance dont l'action
nocive ou bienfaisante ne soit pas réduite à zéro, lorsque
l'art ou la nature l'ont amené à un pareil degré d'atténuation
moléculaire?

Messieurs, je parle devant des hommes d'une grande expérience. Ils savent que parmi les assertions échangées dans
les transactions scientifiques, celles qui sont chiffrées sont
les plus compromettantes. Elles engagent à un haut degré
celui qui les proclame.

Employées comme armes de discussion, si elles vous donnent raison, vous anéantissez je ne dirai pas votre adversaire, nous n'allons pas jusque-là, mais la thèse de votre
adversaire. Si le chiffre est faux, il retombe sur vous et, à la
manière d'une preuve accablante, il démontre que vous
maniez des choses dont vous n'êtes pas sûr, des instruments
dont vous ne connaissez pas la portée.

Et savez-vous le nom que conservera cette discussion,
elle s'appellera la discussion du quatrillionième. Et, je le
regrette profondément pour notre confrère, il sera écrit, dans
l'histoire et dans les bulletins de l'Académie, qu'en plein
xixe siècle on a discuté pour savoir si un quatrillionième
existait pratiquement et pratiquement à ce point de pouvoir
donner la mort, et en somme qu'il a fallu, plusieurs séances
durant, batailler pour avoir raison d'une pareille étrangeté.

Qu'allons-nous faire à présent de ces travaux qui avaient
passé jusqu'ici sans discussion, et dans lesquels il nous sera
bien difficile d'admettre qu'il ne s'est pas glissé quelque
erreur du genre de celle que nous relevons ici.

M. Davaine, soit sur les remontrances de quelques amis,
soit en refaisant ses calculs, a eu le vague sentiment d'une

concession à faire. Il n'a plus soufflé mot du quatrillionième, et en cela il s'est allégé d'un bon nombre de milliards,
car personne n'ignore qu'un quatrillion, c'est mille trillions,
qu'un trillion représente mille billions et qu'un billion, qui
n'est en définitive autre chose qu'un milliard, et nous ne le
savons que trop, représente mille millions.

Dans les dernières séances, M. Davaine n'a plus parlé que
de trillionièmes, il s'est même montré d'assez bonne composition sur ce chiffre et il paraissait disposé à le jeter à la
mer; car il nous a dit qu'il n'y tenait pas. M. Davaine commence à s'apercevoir que les chiffres sont des auxiliaires im-
portuns, dont on ne se débarrasse pas à son gré, qui ne se
laissent pas éconduire à moins que ce ne soit par un désaveu
formel.

Ces chiffres, quand ils ne sont pas l'objet d'une rétracta-
tion bien franche (et M. Davaine, quoique n'étant pas mathématicien, du moins c'est ce qu'il a dit à l'Académie), ces
chiffres ont la singulière propriété de tenir aux gens plus
que les gens ne tiennent à eux. M. Davaine dit du trillionième qu'il n'y tient pas, mais le trillionième ne fait pas
comme lui, il tient à lui, et il y tiendra peut-être toujours.

Quand on a dit devant l'Académie, et imprimé en toutes
ettres, dans ses bulletins, qu'un chiffre était réel, on ne peut
pas s'en débarrasser comme d'un être de fantaisie, car voici
à quoi l'on s'expose :

L'opinion se dit : mais si, à tête reposée, la plume à la
main, dans le silence du cabinet, on commet d'aussi exorbi-
tantes erreurs en matière de chiffres, quelle confiance peut-
on avoir dans des procédés qui conduisent à de pareils
résultats?

Si nous acceptions de pareils chiffres, nous serions amenés
à cette désertion de la raison humaine qui, s'abdiquant elle-
même, prononce le *credo quia absurdum*, et nous atteindrions
au lyrisme de la divisibilité.

Étant admis que 20 000 gouttes représentent un litre de
liquide, on demande si l'on se fait une idée de ce que peut

donner un quatrillion de gouttes d'eau. C'est une quantité, qui, sauf erreur, fournit en chiffres une masse de liquide de 500 millions d'hectolitres, ou de 50 milliards de litres.

Mais le jour où nous admettrions la réalité d'une pareille divisibilité du sang septicémique, nous serions, nous entrerions en plein dans le domaine des puissances occultes.

Non, c'est aller trop loin et nous ne pouvons pas vous suivre. Nous ne le pouvons pas.

Sans être taxé de réalisme, on peut se demander : est-ce que ça existe un quatrillionième de goutte? Sur le papier, oui. Dans les calculs du mathématicien pur, oui. Mais dans la réalité pratique, je le nie absolument.

Nous avons eu déjà trop des mystifications de la méde cine infinitésimale. Mais les illusions de l'expérimentation infinitésimale, nous n'en voulons pas.

Non, messieurs, il ne faudra pas qu'on puisse dire qu'il y a des Académies de médecins qui, sur la foi de savants même très-honorables, ont été amenées à croire à de pareilles utopies.

Dans un premier travail, j'ai cherché, par des raisons tirées de l'histoire attentive des virus, à faire voir les illusions auxquelles s'était laissé entraîner notre honorable collègue, M. Davaine, dans ses théories inadmissibles sur la septicémie.

J'ai à démontrer aujourd'hui, preuves expérimentales en main, l'exactitude de mes critiques et à produire la réfutation des systèmes exposés devant l'Académie.

Dans une discussion de la nature de celle que l'Académie a écoutée avec tant de patience (car il en faut pour assister à cet interminable défilé de cobayes et de lapins, dont elle a entendre l'histoire détaillée), dans cette discussion, dis-je, si l'on n'a pas pour objet de confirmer par l'addition de nouvelles preuves de plus en plus décisives, la démonstration de ce qu'on croit être la vérité, une seconde prise de parole n'aurait plus d'autre valeur que celle d'une vaine et stérile

phraséologie, devenant par surcroît prétentieuse et bour-
souflée : cela s'est vu.

Le sens de ma première protestation contre les théories de
M. Davaine a été qu'il ne fallait pas confondre les virus avec
les ferments.

Un ferment peut se créer à volonté, dans un laboratoire ;
un virus, vous n'en connaissez pas un seul qu'il vous soit
possible de faire naître, même avec la couveuse artificielle la
mieux installée.

Assimiler le virus variolique parfaitement inoculable,
produisant une maladie toujours la même, d'une forme
rigoureusement déterminée, l'assimiler à un ferment qu'on
fait naître ou du moins qu'on multiplie à volonté, et qui
donne lieu, tantôt à un phlegmon, tantôt à une fièvre ty-
phique, tantôt à une mort presque foudroyante, d'autres
fois à un état de langueur pouvant durer des mois entiers
sans causer la mort, enfin parfois à rien du tout : voilà ce
qui s'appelle dépasser les bornes de l'induction et de la
comparaison, et se mettre à l'aise avec l'ignorance des simples aussi bien qu'avec le jugement des hommes réfléchis.

Une chose était avant tout à démontrer : il s'agissait de
savoir si, comme l'avait avancé M. Davaine, les bactéries,
les bactéridies, les vibrions, observés dans le sang putride
du lapin, étaient les agents directs de l'empoisonnement du
sang, chez les animaux.

L'expérimentation a prouvé péremptoirement l'erreur de
M. Davaine sur ce point.

M. Onimus a constaté que des milliers de bactéries, injec-
tées sous la peau de neuf lapins, les ont laissés dans un état
d'immunité complète.

L'erreur était flagrante, en effet, si tout le monde admet-
tait qu'avec des injections de sang putride on empoisonnait
les animaux ; M. Davaine avait prétendu, lui, que l'agent
spécialement vénéneux, c'était la bactérie. Et c'est ce qui
n'est pas.

Voici ce que dit M. Onimus :

Dans 16 expériences où ont été injectés des liquides tenant en suspension des quantités énormes d'organismes inférieurs, il n'y a pas eu un seul empoisonnement putride.

L'auteur de ces expériences a conclu :

1° Que le poison de l'infection putride n'est point un ferment organisé, appartenant à la famille des vibrioniens.

2° Que les organismes inférieurs n'ont par eux-mêmes aucune action toxique; qu'ils semblent être le résultat, non la cause, des altérations putrides.

3° Que le virus de l'infection putride n'est point une substance dyalisable, ce qui permet de le rapprocher des substances albuminoïdes.

M. Davaine avait avancé que dans l'empoisonnement du sang par le virus vibrionien ou bactéridien, la mort survenait par le fait exclusif de l'empoisonnement du sang, avec absence complète de lésions anatomiques localisées.

Les recherches des expérimentateurs, et notamment de M. Vulpian, lui ont prouvé que, chez tous les sujets mis en expérience à ce point de vue, on trouvait des lésions cadavériques parfaitement reconnaissables. Ecchymoses sous-séreuses; congestions presque apoplectiques dans les poumons; jamais d'infarctus, pas plus dans le poumon que dans les reins, la rate, le foie. Rate plus volumineuse que dans l'état normal. Ganglions lymphatiques volumineux et injectés; œdème sous-cutané.

D'après les données de M. Davaine, l'effroyable pullulation des bactéries, du moment qu'elles avaient pénétré dans le courant sanguin, devait produire une mort, sinon toujours rapide, du moins toujours inévitable.

Pas du tout : des animaux qui dans leur fluide sanguin renfermaient assez de bactéries pour que ce fluide, inoculé à d'autres animaux, en déterminât la mort, non-seulement, eux, les porteurs primitifs du germe fatal, offrant toutes les conditions de température, de transmission circulatoire, les plus propices à la pullulation, n'en mouraient pas, mais conservaient une santé parfaite, alors même que leur propre sang avait mortellement empoisonné d'autres animaux.

M. Davaine fait passer le lapin à l'état de réactif, mais cette assertion lui est contestée par M. Vulpian.

Entre les mains de cet expérimentateur, il y a eu en tout douze cas d'inoculation à des lapins, avec du sang provenant de malades atteints de fièvre typhoïde. Et de ces douze essais d'injection de sang typhoïde, pas un seul n'a pu causer la mort des animaux par septicémie.

Enfin, ajoute M. Vulpian, « les conditions de développement de la septicémie expérimentale chez le lapin, ne sont pas encore complétement connues, et je ne pense pas qu'on puisse, comme l'a cru M. Davaine, faire de cet animal un réactif physiologique, propre à faire reconnaître si telle ou telle maladie de l'homme est de nature septique ou ne l'est pas ».

Je n'ai aucune ingérence à exercer sur la manière dont il plaît à M. Davaine d'échelonner et de précipiter ses communications à l'Académie, dans le cours de la discussion actuelle; mais, comme intéressé à comprendre le sens de ses démonstrations et comme partie intervenante dans cette discussion, je puis lui manifester ma surprise de le voir entasser notes sur notes, communications sur communications, quand, au lieu d'éclaircir les prémisses déjà contestées de son système, il accumule les difficultés au point de nous plonger à chaque pas dans de nouvelles incertitudes.

M. Davaine a fait passer successivement l'Académie, de la question des lapins et des cobayes empoisonnés par doses infinitésimales, à la question de la saumure : il y avait cependant quelque distance de l'une à l'autre; nous avons coudoyé en passant la question des fumiers de la Villette, de là nous sommes arrivés à la question de la septicémie chevaline et canine, nous voici en plein dans la fièvre typhoïde bactéridienne, et, dans une pareille course, les ténèbres s'épaississent, les difficultés se dressent, de sorte qu'au lieu de verser sur ses contradicteurs des torrents de lumière, ce sont des flots d'obscurité qui débordent de toutes parts.

Que l'on continue encore quelque temps des exercices aussi instructifs, et le but de nos efforts reculera chaque jour davantage.

Je n'ai nulle envie de rentrer dans la discussion du quatrillionième, puisque M. Davaine a eu le bon esprit d'en faire le sacrifice, et en cela il a montré plus de jugement que n'en feraient paraître ceux qui, à la manière des amis imprudents, des amis de la dernière heure, ce sont souvent les plus dangereux, voudraient le défendre autrement et plus qu'il ne veut être défendu. Il est toutefois à remarquer que parmi ceux qui ont voulu se faire les soutiens officieux des chiffres infinitésimaux, il ne s'en est pas trouvé un seul qui ait osé relever ce chiffre fantastique, à moins qu'on ne prenne un quatre-millionième pour un quatrillionième, ce qui n'est pas du tout la même chose. Quand on fréquente ces chiffres vertigineux, l'erreur est excusable.

Le trillionième lui-même, qu'on avait cru noyé et bien noyé, n'a fait qu'un timide essai de réapparition, à la suite de laquelle il est définitivement resté dans le bassin du Luxembourg, et encore celui-ci a-t-il été l'objet d'une comparaison *a minima*, car, à dire d'experts, il est loin de contenir 500 millions d'hectolitres. Mais laissons ce sujet, étouffé qu'il est entre des questions d'importance capitale qui viennent d'être énumérées devant l'Académie.

Il faut bien dire cependant que, dans la question actuelle, il y a une preuve expérimentale incontestable, indéniable, de l'erreur matérielle des dilutions outrées. Vous prétendez que ce sont les bactéries qui donnent la mort. Eh bien, dès la quatrième dilution, les bactéries n'apparaissent plus que très-rares, nageant éparses dans le liquide; il faut les chercher avec peine pour les retrouver, et dans la dilution suivante, la cinquième, celle du billion au trillion, qui représente un écart de mille billions, on n'en rencontre plus du tout.

M. Davaine n'hésite pas à déclarer la fusion du typhus, de la fièvre typhoïde, des maladies putrides, tout cela au nom de la bactérie et de la bactéridie.

Quelle pathologie facile ! quelle diagnose éclatante ! tout se résume en cette simple question : Le malade a-t-il des bactéries ou n'a-t-il pas de bactéries? Une piqûre d'aiguille et une goutte de sang sur l'objectif du microscope, tout est là.

Tout cela évolue avec une facilité, une simplicité merveilleuses.

Fièvre hectique, bactérisation ; fièvre typhoïde, bactérisation ; miasmes des hôpitaux, bactérisation.

Et ces immunités préservatrices qui dérivent d'une inoculation préventive contre le retour ou l'apparition d'une maladie contagieuse, comment les conciliez-vous avec l'empoisonnement par des bactéries?

Il y a une remarque qui aurait bien dû frapper les expérimentateurs et principalement ceux qui ont une tendance, aussi obstinée qu'elle est inexpliquée, à croire que la septicémie et la pyohémie sont une même maladie.

Nous avons soutenu que pyohémie et septicémie sont deux maladies totalement différentes. Des interprétations fausses, quelques faits mal observés ont pu donner une apparence de crédit à l'opinion contraire.

Voici ce qui s'est passé : dans des expériences où, en introduisant la matière septique, le siphon de l'instrument, au lieu de rester dans le tissu cellulaire, a pénétré dans le corps d'un muscle, y a déterminé la formation d'un abcès ; mais cet abcès musculaire, regardé à tort comme abcès d'infection purulente, n'était autre chose qu'un abcès traumatique entouré de la substance du muscle, et n'était nullement un abcès métastatique.

Quand, avec l'introduction d'une substance réputée septique, vous avez, par l'acte mécanique et traumatique de l'opération, créé un foyer purulent au lieu même de l'inoculation, vous n'avez pas à compter qu'avec l'introduction pure et simple de la matière septique : il faut compter aussi avec une production purulente directe, sous-cutanée, qui peut être, à bon droit, considérée comme la source de l'infection pyohémique.

La pyohémie n'est jamais produite directement par le poison septicémique, sans le secours d'une lésion par effraction des tissus, avec purulence initiale, à la porte d'entrée, c'est-à-dire au lieu même de l'inoculation.

La première condition d'une expérience admissible et valable dans la question de la septicémie, comparée à l'infection purulente, ce doit être que la lésion expérimentale, le point d'inoculation ne donne pas lieu à une production du pus. Car si cette production a lieu, vous avez deux éléments là où il n'en faudrait qu'un. Du moment que vous avez produit du pus dans l'organisme, en même temps que vous y introduisiez une matière septique, vous perdez tout droit à dire que c'est le poison et non le pus qui est la cause de l'infection purulente.

Aussi doit-on considérer, en matière expérimentale, comme mauvaise la pratique des larges décollements dans les injections au milieu du tissu cellulaire, et attacher une grande importance au choix de la région sur laquelle l'injection doit se faire.

On croit dire quelque chose de bien triomphant en mettant en demeure de répéter les expériences ou même de les faire faire par d'autres sans se déranger et sur commande, ou enfin d'assister purement et simplement à des séances de pathologie expérimentale.

Il y a des expériences qu'on répète et d'autres qu'on ne répète pas.

Que ceux qui s'en formaliseront me jettent la pierre, si cela leur plaît. Mais si l'on me convie à renouveler sur vingt-cinq générations de lapins l'expérience qui a pour but de montrer qu'à mesure que le poison circule, il arrive à une puissance vingt-cinq fois plus grande, je déclare que je ne m'y prêterai pas.

Et cependant j'ai fait dans ma vie, pour l'étude de la circulation veineuse, pour celle de l'écrasement, du chloroforme et pour la ligature des artères, autant, sinon plus, d'expériences que ceux qui m'adressent le reproche de repousser un pareil moyen d'études, ce qui, de ma part, serait tout bonnement absurde.

Mais, je l'ai déjà dit, il est des expériences qu'on ne renouvelle pas.

Dans le seul discours que j'aie prononcé devant l'Académie sur la question de la septicémie, M. Bouley s'étant présenté, deux séances durant, comme un adversaire très-décidé des opinions de M. Davaine, que je combattais, je me permis de hasarder à son égard quelques paroles d'approbation qui n'avaient, à coup sûr, pour lui rien de discourtois, rien de désobligeant.

Le refus qu'il fait d'accepter mes éloges, qu'il déclare ne pas mériter, me laisse dans une situation quelque peu embarrassée. Je me garderai bien de la rendre plus fausse encore en blâmant dans une séance de l'Académie la même thèse que j'aurais approuvée dans la séance précédente, et en jouant à mon honorable collègue le mauvais tour d'en faire un savant loué malgré lui.

Toutefois il ne les répudie pas tous, ces éloges, qu'il a trouvés peut-être compromettants. Il en garde, dit-il, une partie, ceux sans doute qu'il trouve si justes, si justes qu'il n'y a pas moyen de s'en dessaisir.

Qu'il les garde ou qu'il n'en rende que la moitié, M. Bouley a trop de tact pour ne pas comprendre, qu'entre défenseurs d'une même cause, on s'adresse quelquefois de ces encouragements qui trouvent leur principale raison d'être ou, pour mieux dire, leur excuse, dans le désir de faire triompher la cause commune, mais qui ne tirent pas autrement à conséquence, et dont un homme d'esprit se garde bien de faire état en public.

Donc, en échange d'éloges inintelligents et immérités, je le prierai d'accepter quelques critiques, qui, pour éviter ce qu'il y a de pénible dans une volte-face trop rapide, porteront, non sur ce qu'il avait dit avant l'éloge, mais sur ce qu'il a dit après. Si j'agissais autrement, il trouverait, et il serait dans son droit, qu'il y a bien de l'inconsistance dans mes idées.

Notre collègue, primitivement hostile aux théories de M. Davaine, a eu, paraît-il, un de ces éclairements soudains qui font dire d'un homme, qu'il a trouvé son chemin de Damas.

Ces mots, de conversion subite à des croyances jusque-là repoussées, ces retours d'idées empruntant quelque chose du prodige, ces éclairements inattendus, tout ce vocabulaire des mystiques, indique une phase d'idées nouvelles, un monde nouveau, le monde du merveilleux.

C'est devant ces merveilles que notre collègue s'extasie.

Ces changements à vue, ces ravissements, qu'il me permette de le lui dire, sont essentiellement en désaccord avec l'esprit scientifique. Car enfin dans les sciences, si l'on professe une opinion, c'est apparemment qu'on la tient pour fondée sur des faits et sur des motifs qu'on croit réels. Le jour où ces faits sont reconnus erronés, on renonce à des convictions dont la base n'existe plus. On le fait avec simplicité, avec candeur, mais il n'y a pas là de ces effondrements d'intelligence qui vont droit à la prosternation et dont on vient faire le pompeux étalage. Le *vidi et obstupui* de Linné ne se prononce que bien rarement.

Il faut que l'impression produite par l'éblouissement dont M. Bouley a été frappé, ait été bien profonde pour avoir opéré dans ses idées, son style, son langage, une transformation pareille à celle que vous avez été à même d'observer. Et il peut bien avoir quelque indulgence pour ceux qui n'ont pas été touchés au même degré que lui.

Je ne suis pas de ceux qui voudraient amoindrir le prestige d'un langage imagé, et l'immixtion d'une certaine dose de littérature dans l'exposé, naturellement aride, des expériences de laboratoire. Et quel grand mal y aurait-il à ce qu'un orateur, tout en cherchant à démontrer le point de science qui est en cause, démontrât aussi par la même occasion qu'il n'est pas exempt de littérature ! Mais il y a en ceci une mesure. Et cette mesure c'est le tact seul qui peut la donner.

M. Bouley n'a pas su résister à l'attrait de faire ce que,

dans certaines habitudes littéraires, on appelle le mot de la fin, et m'a décoché, en terminant, je ne dirai pas un trait, mais un conseil emprunté à qui? à Bossuet, dont on ne s'attendait guère à voir figurer le nom dans la question des bactéries.

Mais, quand on cite les textes de ces puissants maîtres de la parole, on est tenu de les citer exactement, de ne pas les estropier : la politesse du citateur, c'est l'exactitude et non pas l'à peu près.

Si notre collègue avait bien lu et bien compris la citation, il aurait vu que l'illustre évêque de Meaux ne va pas si vite que lui, il ne débute pas par *erudimini*, il dit d'abord *intelligite*.

Oui, *intelligite*. Et c'est précisément là ce qui nous fait défaut, et notre collègue en parle bien à son aise, au milieu d'une Académie et dans une question où plusieurs qui, depuis..., mais alors, avaient hautement déclaré qu'ils ne comprenaient pas.

Il aurait dû sentir que pour comprendre il faut que les choses soient intelligibles.

Un peu moins de Bossuet, un peu plus de rectitude dans l'interprétation des faits.

Ces citations ambitieuses, cette latinité à propos de cobayes et de lapins, tout cela, M. Bouley le reconnaîtra comme moi, tourne un peu à l'emphase et trahit une préoccupation littéraire plus accentuée que ne le comporte le sujet.

Et puisque nous avons prononcé le nom très-respectable de latinité, je demanderai à notre collègue la permission de préférer cette latinité pure et correcte des *Tusculanes* ou d'une page de Tacite, à cette latinité douteuse de la décadence et qui se parlait à Byzance, sur la fin du Bas-Empire.

En parlant de citations et de comparaisons que je crois disproportionnées avec leur objet, j'ai laissé échapper le mot d'emphase. Puis-je qualifier par d'autres expressions la comparaison que M. Bouley a eu la singulière idée de produire en disant, que l'intuition soudaine des expériences de septicémie l'avait frappé, comme les merveilles de Junie (dans l'appareil que vous savez) avaient frappé Néron. C'est là son langage textuel.

Je ne sais pas au juste ce que notre collègue entend par les *merveilles de Junie*, mais, à tête reposée, il conviendra qu'il y a encore ici un défaut de proportion bien étrange. Il a évidemment forcé la note comme il l'avait fait à propos de Bossuet, et en somme il le prend sur un mode par trop Pindarique.

Aller comparer l'effet produit sur Néron, à la stupéfaction renversante que fit éprouver au public médical, l'énoncé du quatrillionième, c'est se montrer peu difficile en matière de comparaison.

Il grandit trop les rôles; à propos de bactéries, il parle d'un prince de l'Église, il tiendrait à bien peu de chose que, dans sa manière de repousser mes éloges, il ne me fît occuper le rôle légendaire d'un homme offrant des présents qu'on refuse. Mais s'il s'appropriait la seconde partie de la comparaison, il sait bien que je n'ai ni le droit ni surtout la prétention de m'approprier l'autre.

M. Bouley a pris contre moi un singulier rôle. C'est M. Davaine que j'argumente, et c'est M. Bouley qui prend charge de me répondre. Celui de mes deux confrères qui a supporté des attaques, qui, pour être courtoises, n'en étaient pas moins pénétrantes, ne souffle mot, et c'est celui qui n'a reçu que des éloges qui se plaint. Non-seulement il se plaint, mais, de gaieté de cœur, il me force à une situation défensive, où mon devoir, par respect pour l'Académie, est de ne pas outrepasser les droits de la défense. Il me met en cause avec une ardeur qui peut passer pour du zèle. Mais le zèle doit toujours redouter une chose, c'est de dépasser le but et dès lors de le manquer.

C'est lui qui nous introduit, l'un après l'autre, chacun de ceux qui viennent successivement faire amende honorable et rétracter leurs premières assertions.

Je m'étais attaché, par respect pour l'Académie, à ne faire

que de très-légères allusions à des rapprochements d'idées auxquels pouvait prêter la manière de centupler la puissance des virus, j'avais dit : l'art d'élever les virus, l'expression passait inaperçue. Notre collègue a cru bien faire en la soulignant, en mettant les points sur les *i*, et en expliquant à tout le monde, que j'avais assimilé l'art d'élever les poisons à l'art d'élever ces animaux dont il a été fait une si prodigieuse consommation dans ces derniers temps.

Si c'est là ce qu'il considère comme un service rendu à la cause qu'il prend sous sa protection, je crois que c'est un bien pauvre service.

Dans un passage de son discours, M. Bouley décide que, dans le cas où les expériences de laboratoire déposeraient en faveur de l'homœopathie, il faudrait, sans hésitation, accepter ce qu'il appelle plaisamment cette doctrine, quand ce n'est qu'un tissu de rêveries : en sorte que ses convictions en médecine, sur des points d'une incontestable évidence, pourraient se trouver tout d'un coup renversées. C'est là une hardiesse bien étrange.

Pourquoi les bons esprits repoussent-ils l'homœopathie? parce qu'ils se sont assurés qu'elle est en contradiction absolue avec les faits les mieux démontrés. Tant que cette contradiction subsiste, si une expérience paraît affirmer le contraire, l'erreur réside dans l'interprétation de cette expérience ; elle s'évanouit devant une démonstration irréfutable. Démontrez-nous par un artifice expérimental quelconque, que deux et un font cinq, et vous ne mettrez aucune conviction en péril. Mais livrer à la merci d'une expérience de laboratoire la sûreté de croyances scientifiques absolument démontrées, c'est une idée bien peu philosophique.

Je sais bien qu'en parlant ainsi je blesse les intérêts de l'homœopathie et je m'attire les mauvais compliments des protecteurs apparents ou secrets de l'homœopathie. Mais l'Académie n'a nul souci des risques et des désagréments auxquels peut s'exposer tel ou tel de ses membres, dans les luttes de la polémique. Je me trompe, elle a un souci, celui de savoir si devant elle on dit simplement et exactement la vérité.

Mais ces bons homœopathes sont un peu comme leurs médicaments, ils n'ont jamais beaucoup d'amertume. C'est le *telum imbelle*. D'ailleurs, ils comptent parmi eux des gens d'esprit qui pratiquent la maxime du *vulgus vult decipi :* en un mot, cette variété d'hommes, chez lesquels l'esprit consiste à se passer de convictions, préparés qu'ils sont à toutes les convictions, aussi bien qu'à n'en avoir aucune.

Cela nous conduit à l'examen de certaines idées doctrinales faisant partie d'un système que M. Bouley cherche à faire pénétrer dans les discussions de l'Académie et qui consiste : une question embrouillée étant posée, à en faire surgir d'autres plus embrouillées encore.

Nous avions déjà beaucoup de peine à nous reconnaître dans la septicémie; M. Bouley y introduit la destruction par le fumier des animaux abattus pour peste bovine, c'est-à-dire que, pour étudier deux questions, au lieu de les séparer, il les mélange.

On ne pourrait pas trop dire par quel effort de raisonnement M. Bouley a fait entrer la question des fumiers dans celle de la septicémie, et la question de la septiciculture dans celle des fumiers.

Mais pour nous encore, c'est la démonstration de l'*obscurum per obscurius*.

Autre idée non moins singulière sur la manière abréviative de découvrir le moyen de traitement d'une maladie. Vous développez cette maladie sur un animal, vous la développez dans ses proportions les plus fortes, et c'est par l'étude de cette maladie, amenée ainsi à une sorte de grossissement artificiel, que vous étudiez à fond ses caractères, ce qui vous met à même d'en trouver le meilleur mode de traitement

Et ce n'est pas plus difficile que ça !

Mais, imprudents expérimentateurs, vous ne savez donc pas que, de l'aveu de tous les observateurs attentifs, une maladie ne s'étudie jamais mieux que dans ses conditions d'in-

tensité moyenne, et que, quand elle se présente dans ses formes exagérées, elle trouble les notions au lieu de les féconder!
Si M. Bouley eût connu les écrits de Sydenham, il aurait
appris de ce grand observateur, cette maxime profonde et
vraie.

Si, pour décrire la variole, Sydenham n'eût pas pris pour
base de description et pour point de départ la variole dis-
crète, reléguant sur le second plan les formes outrées de la
maladie, nous n'eussions jamais eu, peut-être, les admirables
études que ce profond observateur nous a laissées.

C'est un noble plaisir, c'est une exquise distraction que
celle qu'on trouve dans la lecture des poëtes et des orateurs.
Mais enfin, ce n'est pas là qu'on cherche les vérités médicales; c'est dans la méditation des écrits tracés par les observateurs profonds et judicieux : surtout judicieux.

Si l'on pouvait frapper de mort les bactéries, il est pro-
bable, d'après le système de ceux qui les envisagent comme
étant la cause essentielle de la septicémie, qu'on arrêterait
sur place le progrès du mal.

C'est bien ce qu'on a la prétention de faire. Or, à quoi re-
connaîtrait-on que le remède a été souverain ? A la cessation
du mouvement dans les bactéries? Mais il y en a qui remuent
et d'autres qui ne remuent pas. Il y en a même qui paraissent surexcitées et à un point tel, qu'elles ont semblé, aux
yeux de quelques observateurs, comme emportées par l'ins-
tinct de la recherche d'une proie.

Je n'ai pu me défendre de saisir un rapport entre la véhé-
mence de leur motilité et le tempérament de l'expérimentateur : avec un observateur vif, elles remuent beaucoup ;
avec un observateur calme, leurs évolutions deviennent plus
contenues.

Avouons-le, messieurs, à présent que la situation est moins
tendue et que le danger est en partie passé, avouons-le :
cee bactéries, avec leur pullulation et leur intensité véné-
neuse, avaient répandu une sorte de terreur, une terreur
telle, que quand on vint un jour annoncer à l'Académie

qu'un jeune homme qui, au cours des expériences, après avoir été piqué et après avoir été en danger de bactéries, en était enfin sorti sain et sauf, il y eut parmi l'auditoire des personnes qui se sentirent soulagées d'un grand poids.

A force d'en mettre partout, de ces bactéries, on a fini par en trouver dans le sang virulent syphilitique. Encore un élément de plus pour éclairer la question.

Ce sang, on l'a inoculé aux lapins. Il ne leur a pas donné la syphilis. Leur aurait-il donné la morve ou quelque chose d'approchant? toujours est-il que le jetage observé chez quelques-uns de ces animaux a fortement éveillé l'attention des vétérinaires.

Pour mon compte, messieurs, de toutes ces bactéries celle que je redouterais le plus pour un débile cerveau, ce n'est ni la bactérie septicémique, ni la bactérie syphilitique, ce serait la bactérie encéphalique ou cérébrale.

J'arrive aux expériences de M. Bouley : il a tenu, pour leur authenticité, à s'entourer de toutes les garanties désirables au point même d'initier l'Académie à des détails vraiment minutieux. Voici ses propres paroles au sujet de ses expériences : « A un jour donné, ici, à côté, dans l'établissement de mon beau-frère, M. Vatel, où tout est disposé pour faire commodément des expériences sur les animaux, etc. »

S'agit-il du sang de l'homme pour expériences septicémiques, voici le texte de M. Bouley, page 105 du *Bulletin* :

« Le docteur Lancereaux étant un jour chez moi, en visite de candidature, je fus conduit à lui parler de septicémie...; il me dit qu'il avait justement dans son service un homme qui venait de mourir de gangrène pulmonaire. »

Eh bien, que l'expérience ait été faite dans un local ou dans un autre, que le sang fourni par l'expérience l'ait été à l'occasion d'une visite de candidature ou autrement, cela est de nul intérêt pour l'Académie.

Tout autre commentaire serait déplacé. Mais quand je suis en face d'un adversaire qui m'adresse si libéralement l'*erudimini* de Bossuet, j'ai apparemment le droit et personne n'a l'idée, ni même le pouvoir, de m'interdire la citation des textes que je tiens à la main, quand je ne les mutile pas.

Les expériences de M. Bouley se rangent en deux catégories : celles de la première heure qui semblaient contredire les expériences de M. Davaine, celles de la deuxième catégorie, qui sont données comme confirmatives des expériences septicémiques primitives. Mais ces dernières, si M. Bouley les appelle confirmatives, il n'est pas difficile à contenter.

Je vois, par exemple, dans les expériences sur la septicémie chevaline, ce contraste entre les deux épreuves que voici : on verse dans la jugulaire d'un cheval 80 gouttes de sang septicémique... rien ; sur un autre cheval on en met 40 gouttes, et la mort a lieu.

Les mêmes contradictions expérimentales pullulent non-seulement d'expérience à expérience, mais encore entre des séries tout entières. Dans une première série d'expériences, celles qui succédèrent aux premières communications de M. Davaine, on voit que ces pauvres animaux, qui se montraient d'abord, par masses, réfractaires à la septicémie, se sont mis à mourir avec un ensemble surprenant, dans une deuxième série d'expériences revues et corrigées.

Dans cette succession non interrompue de surprises, auxquelles on nous fait assister, nous voyons des choses comme celles-ci : des chevaux atteints de la morve, quoique musculairement encore vigoureux, sont mis en expérience, et au cours même de ces expériences, qui demandent, pour se compléter, des semaines et des mois, on est obligé d'abattre ces chevaux, huit jours après l'expérience commencée. L'expérience est donc nulle, de toute nullité. Pourquoi nous entretenir d'expériences avortées, de ces abattages, de ces légions de cobayes, au nombre de 85 dans une seule série, de 70 dans une autre, et qui font ressembler des travaux scientifiques aux combats de l'arène ou du cirque, dans lesquels il ne manquerait plus que ce dernier trait des mœurs romaines, la présence des applaudisseurs, et même je ne suis pas bien sûr qu'il ait manqué complétement.

Les fins expérimentateurs y regardent de plus près, ils tiennent la main à ce que le plus grand ordre règne dans leur laboratoire, à ce que tous sévices, qui ne sont pas dans le programme et que ne comporte pas forcément l'expérimentation sur les animaux, leur soient scrupuleusement épargnés, non pas qu'ils poussent à un excès de sensiblerie, mais, parce que le résultat des expériences peut en être directement affecté ; ils ne laisseront pas à proximité l'un de l'autre deux animaux qui peuvent se mordre ou se dévorer, comme cela s'est vu. Ils ne veulent pas que dans le mode de préhension des lapins, on les froisse, on les contusionne, on les comprime au delà du nécessaire ; ils poussent les choses à ce point, qu'ils saisissent le plus délicatement possible par l'oreille, les lapins à expérience, et les préservent avec soin de toute violence qui ne serait pas absolument indispensable.

Autrement on est exposé à faire une expérience sur des animaux éprouvés déjà par l'inanition ou par de mauvais traitements et à rencontrer ce qu'on a rencontré chez des sujets atteints déjà au moment de l'expérience d'une pleurésie purulente en voie de développement et à laquelle ils succombent sans que l'expérience y eût été pour rien.

Sans ces précautions, les animaux se battent, les opinions se contredisent, les laboratoires se dressent l'un contre l'autre, et, dans cette mêlée générale, le chercheur éperdu a bien de la peine à mettre la main sur une vérité claire et incontestée.

Cette mobilité des expériences qui, à quinze jours de date, se contrecarrent, que dis-je quinze jours ? qui dans une même journée disent plusieurs fois le pour et le contre, cette souplesse, cette versatilité des animaux eux-mêmes, qui, réfractaires d'abord, s'empoisonnent à un moment donné e presque sur commandement, donnent à réfléchir.

Et c'est du milieu d'un pareil sable mouvant que vous prétendez dicter des lois au monde de l'observation clinique et nous prendre comme par la main pour nous montrer notre route.

Et voyez à quel point le trop de facilité et de laisser-aller affaiblissent la solidité des convictions. Sur cette pente glissante, on est tout prêt à livrer la conviction médicale aux opinions fluctuantes des gens du monde et dès-lors aux croyances homœopathiques, et sur la foi d'une expérience qui sera peut-être réfutée sous quinzaine, on dirait, comme cela a été dit : tant pis pour les convictions médicales, si l'expérience du laboratoire donne raison à l'homœopathie ; c'est l'homœopathie qui a raison.

Comment, M. Bouley, vous osez dire à des médecins qu'il y a quelque chose au monde, qui, telle expérience étant donnée, aurait pouvoir de les faire revenir sur le jugement qu'ils ont porté de l'homœopathie ; quelque chose qui les obligerait à confesser que l'homœopathie est une vérité, et à s'incliner devant la trente-deuxième dilution !

Voici le texte mot pour mot de M. Bouley : «Mais, dit M. Chassaignac, vous fournissez des armes à la doctrine homœopathique. Quand cela serait? Si les expériences de M. Davaine conduisaient forcément à cette conséquence que cette doctrine n'est pas insensée, comme je le crois pour ma part ; qu'au contraire, l'expérimentation physiologique la justifie et lui donne une base solide, qu'aurions-nous à faire? Confesser notre erreur à l'endroit de cette doctrine et proclamer bien haut que, loin d'être ce que nous croyons, la doctrine homœopathique est, au contraire, une émanation merveilleuse de la plus saine raison.» Confesser notre erreur, proclamer bien haut que la doctrine homœopathique est une *émanation merveilleuse de la plus saine raison.* Est-ce de l'emphase, oui ou non?

Tant que les systèmes, en médecine, ne se combattent que sur le terrain des vérités subjectives ou personnelles, ils peuvent se discuter ; mais quand, s'adressant à des choses où tout homme de bon sens peut compter et mesurer, ils s'attaquent à des vérités géométriques, ils ne s'en relèvent pas.